AF309566

Indications et Résultats

de la

Gastro-Entérostomie

dans la

Gastrosuccorrhée

par

Le Dr Armand DEGORCE

ANCIEN INTERNE DES HOPITAUX DE PARIS
MEMBRE CORRESPONDANT DE LA SOCIÉTÉ ANATOMIQUE

PARIS

LIBRAIRIE J.-B. BAILLIÈRE ET FILS

19, RUE HAUTEFEUILLE, PRÈS DU BOULEVARD SAINT-GERMAIN

1902

Indications et Résultats

de la

Gastro-Entérostomie

dans la

Gastrosuccorrhée

Indications et Résultats

de la

Gastro-Entérostomie

dans la

Gastrosuccorrhée

par

Le Dr Armand DEGORCE

ANCIEN INTERNE DES HOPITAUX DE PARIS
MEMBRE CORRESPONDANT DE LA SOCIÉTÉ ANATOMIQUE

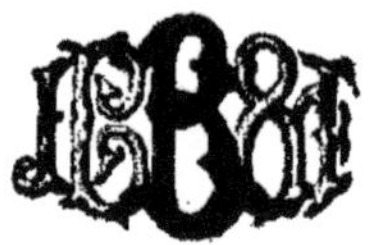

PARIS
LIBRAIRIE J.-B. BAILLIÈRE ET FILS
19, RUE HAUTEFEUILLE, PRÈS DU BOULEVARD SAINT-GERMAIN
—
1902

A LA MÉMOIRE DE MON PÈRE

A MA MÈRE

INDICATIONS ET RÉSULTATS

DE LA

GASTRO-ENTÉROSTOMIE

DANS LA GASTROSUCCORRHÉE

INTRODUCTION

Au moment de quitter les hôpitaux de Paris, je suis heureux de pouvoir remercier ici les Maîtres dont j'ai été, soit l'interne, soit l'externe.

J'ai eu le bonheur de connaître, presque dès le début de mon externat, M. le Dr BÉCLÈRE, qui voulut bien plus tard m'accepter comme interne. Qu'il soit assuré de la grande reconnaissance que je lui porte pour la sollicitude dont il m'a donné tant de preuves et pour les connaissances cliniques qu'il m'a inculquées.

M. le Professeur CHASTENESSE me fit l'honneur de me prendre comme externe. J'ai bien vivement regretté que la nature spéciale de mes études ne m'ait pas permis de continuer à travailler sous sa direction lorsque je fus nommé interne. Il fut en effet pour moi le meilleur des Maîtres ; bien souvent, et

tout récemment encore, j'eus à le remercier de sa bienveillance et de son appui.

Mes Maîtres pendant mon internat en chirurgie sont
MM. les Drs Segond, Routier et Potier. Je leur dois presque
toutes mes connaissances chirurgicales et je leur suis profon-
dément reconnaissant de leur enseignement, comme aussi
de l'initiative qu'ils ont bien voulu me laisser dans leurs
services.

Je n'ai jamais oublié que mon premier Maître fut M. le
Dr Felizet, alors chirurgien du service d'enfants de l'Hôpital
Tenon. Je le prie de croire à la reconnaissance que je lui
garde pour la bienveillance dont il me fit preuve et les services qu'il me rendit.

Je dois remercier également MM. les Drs Mauclaire, Rieffel,
Chevalier et Borgle, dont j'ai eu l'honneur et le plaisir d'être
l'interne pendant les mois de vacances.

En dehors des hôpitaux, j'ai trouvé un accueil excellent à
la clinique ophtalmologique des Quinze-Vingts auprès de
M. le Dr Chevallereau et de son chef de clinique M. le
Dr Chaillous.

M. le Dr Castex a bien voulu m'accepter comme assistant
adjoint à la clinique d'oto-rhino-laryngologie de la Faculté
et me faire participer à son enseignement. Je le prie de
croire à toute ma gratitude.

Enfin, au moment où je faisais ma thèse, MM. les Drs Mathieu et Soupault m'ont accordé le meilleur accueil et ont
bien voulu m'éclairer de leurs conseils.

Les malades dont je rapporte les observations dans ce travail ont été pour la plupart opérés par mon maître, M. le D^r
Routier. Je le remercie bien vivement de la peine qu'il a

prise pour moi en cette occasion et aussi dans d'autres cir-
constances que je n'oublierai jamais.

Au point de vue stomacal, ces malades ont été suivis par
le Dr Léon Meunier, qui, en me faisant profiter de sa grande
expérience dans les maladies d'estomac, m'a donné un té-
moignage de plus de son ancienne et solide amitié.

M. le Professeur Terrier a bien voulu me faire le grand
honneur de présider ma thèse. Je le prie d'accepter mes
bien vifs remerciements, et de croire que je n'oublierai jamais le service qu'il m'a rendu en cette circonstance.

CHAPITRE PREMIER

Généralités

1

Sous le nom de gastrosuccorrhée, nous entendons, d'après SOUPAULT, un état morbide caractérisé comme il suit : présence dans l'estomac à jeun (après douze heures de jeûne), d'un liquide, dans lequel on trouve une quantité assez faible de matières alimentaires, difficiles à reconnaître à l'œil nu. Ce liquide peut être aussi complètement dépourvu d'aliments. Il est alors constitué par du suc gastrique plus ou moins pur.

Ce liquide contenu dans l'estomac à jeun peut être en quantité assez considérable, il peut atteindre 200 à 250 centimètres cubes et même davantage. Dans un certain nombre de cas, la sonde ramène, au contraire, une très faible quantité de liquide. Ces faits établissent la transition entre la gastrosuccorrhée et l'hyperchlorhydrie pure.

La gastrosuccorrhée se distingue des stases proprement dites par l'absence d'aliments épais, facilement reconnaissables à l'œil nu et non délayés dans une grande quantité de liquide.

Le liquide retiré par la sonde est nettement acide. Son acidité totale varie de 0,50 à 1 p. 1000, aux environs de 2 à 2,50 p. 1000, parfois davantage. Il renferme une quantité relativement élevée d'HCl libre, avec une proportion relativement faible de chlorures fixes et d'HCl combiné. L'acidité totale est due presque exclusivement à l'HCl libre ou combiné. Le liquide gastrique donne ordinairement la réaction du biuret, qui indique la présence de peptone; mais si les substances albuminoïdes ont déjà disparu, cette réaction fait défaut.

Dans certains cas, en particulier dans les gastrosuccorrhées anciennes, l'hyperacidité peut faire complètement défaut. Mais ces cas sont relativement rares et, pratiquement, nous pouvons en faire abstraction.

II

La gastrosuccorrhée n'est pas une entité morbide, c'est un syndrome qui répond à des altérations fonctionnelles ou organiques encore incomplètement élucidées. Un certain nombre de théories ont été émises à ce sujet et les auteurs les plus compétents sont encore loin de s'entendre sur sa nature et sa pathogénie.

RIEGEL (1) le premier essaya d'expliquer la pathogénie du syndrome décrit par REICHMANN. Il décrit dans un stade primitif de la maladie une hypersécrétion chlorhydrique continue. Sous l'influence de ce trouble fonctionnel, la digestion se ralentit. Les substances albuminoïdes sont rapidement digérées; les substances amylacées restent au contraire dans l'estomac sans être transformées. Cette stagnation produit la distension de l'estomac et favorise les fermentations.

Que l'on ajoute à ces phénomènes, la contracture du pylore décrite par JAWORSKI, BOUVERET, DOYEN, LINOSSIER, etc., on aura une théorie assez complète, qui fut soutenue dans ses grandes lignes par un certain nombre d'auteurs.

(1) RIEGEL, *Deut. Med. Wochens.*, 1892 et

Mais cette théorie rencontra de nombreux adversaires. SCHREIBER (1) en Allemagne, HAYEM (2) en France l'attaquèrent avec vigueur. SCHREIBER pense que la prétendue maladie de Reichmann n'est pas une maladie autonome; elle n'est qu'une complication nécessaire de l'ectasie gastrique. Il montre d'une part que la sécrétion gastrique continue existe à l'état normal, bien qu'elle soit peu abondante; d'autre part, que l'hypersécrétion est la conséquence de la stase, qu'elle cesse si la stase vient à disparaître.

Pour HAYEM, les cas décrits sous le nom de maladie de Reichmann sont en réalité des sténoses incomplètes pyloriques ou sous-pyloriques:

« Chez tous les malades, dit-il, sur lesquels j'ai constaté le syndrome de Reichmann et qui ont succombé, j'ai constamment trouvé un obstacle siégeant au niveau ou dans le voisinage immédiat de l'orifice pylorique. De même chez les malades de la même catégorie, qui ont survécu après l'opération de la gastro-entérostomie, on a pu reconnaître, pendant le cours de l'opération, diverses causes d'obstacles au passage des aliments de l'estomac dans l'intestin. Aussi est-il impossible de distinguer la prétendue maladie de Reichmann de la sténose incomplète du pylore; tous les signes attribués à la première, y compris la gastrosuccorrhée, sont précisément ceux de la sténose » (2).

Dans une autre publication (2) HAYEM soutient que le syndrome de Reichmann « n'est pas l'effet d'une hypersécrétion continue; qu'il s'agit dans tous les cas d'un liquide de rétention tenant en suspension des résidus de la digestion et dont la composition, loin d'être uniforme, varie avec la

(1) SCHREIBER, *Arch. f. expérim. Pharm.*, 1888; — *Deuts. méd. Wochenschrift*, 1893; — *Arch. für klin. Med.*, 1894; — *Arch. f. Verdanungskrankeiten*, 1895.

(2) HAYEM, *Presse méd.*, 21 mars 1897; — *Bull. Acad. méd.*, 1er mai 1897 et 25 mai 1897, — *Gaz. des hôpitaux*, 20 mai 1897, p. 582.

constitution anatomique et le fonctionnement du système glandulaire. »

Dans une discussion qui eut lieu à l'Académie de Médecine (séances du 18 mai 1897 et du 25 mai 1897), Robin pense, comme Hayem, que la gastrosuccorrhée est due à un obstacle pylorique ou sous-pylorique. Mais tandis que Hayem regarde l'obstacle à l'évacuation stomacale comme étant toujours de nature mécanique, il pense au contraire qu'il existe le plus souvent un obstacle fonctionnel, un spasme.

D'autre part, il croit que l'hypersécrétion chlorhydrique est alors le phénomène primitif. Le spasme du pylore survient secondairement.

Dans la même séance, Debove soutient l'existence de l'hypersécrétion sans rétention, tout au moins chez certains malades qui le matin à jeun « ont un liquide clair et par conséquent pas de stase ». La gastrosuccorrhée pourrait se manifester seule pendant un temps très long, sans être accompagnée de sténose pylorique ou sous-pylorique.

Tout récemment, Soupault (1) vient de soutenir à la Société de Thérapeutique que la gastrosuccorrhée est toujours due à un ulcus siégeant dans le voisinage du pylore. Cette opinion, déjà soutenue en 1897 par Hayem, est basée sur un ensemble de faits cliniques et anatomopathologiques personnels très bien observés. Elle semble justifiée si l'on en juge par la lecture de la plupart des observations bien prises avec constatation opératoire ou nécropsique.

Néanmoins, nous n'osons pas prendre partie dans cette question encore en litige, et, tout en considérant la plupart des gastrosuccorrhées comme liées à des ulcères para-pyloriques, nous laisserons une certaine place aux gastrosuccorrhées sans ulcères. Il existe en effet quelques observations très nettes, rares à la vérité, où la recherche méthodique de l'ulcère donna des résultats négatifs.

(1) Soupault, *Bulletin général de Thérapeutique*, 23 nov. 1901.

CHAPITRE II

Indications opératoires.

1. — INDICATIONS GÉNÉRALES DU TRAITEMENT CHIRURGICAL

Il est deux sortes de cas dans lesquels l'intervention chirurgicale peut être proposée au malade atteint de gastro-succorrhée.

Dans un premier cas, on a affaire à un malade qui souffre depuis longtemps, qui a essayé tous les moyens médicaux sans résultat satisfaisant. La crainte perpétuelle des douleurs survenant un certain temps après l'ingestion des aliments rend la vie très pénible. L'angoisse de ces malades est perpétuelle. Les vomissements les soulagent, mais accentuent leur dénutrition. L'amaigrissement se fait progressivement. Ici le traitement chirurgical s'impose en quelque sorte. Il constitue le seul moyen de rendre à ces malades la tranquillité et la santé. Nous ne parlons pas, à dessein, des malades inanitiés à l'extrème, dont l'estomac ne supporte absolument aucun aliment. Il s'agit, dans ces cas, de stase proprement dite avec rétrécissement serré du pylore; il ne s'agit pas de gastro-succorrhée telle que nous la comprenons.

Dans un deuxième ordre de faits, le malade a des rémissions assez longues, sa vie est supportable. Mais on croit à un ulcère de l'estomac ou du duodénum ; souvent, il y a eu déjà des hématémèses et du melaena. Dans ces cas, il faut surveiller attentivement le malade, car son état peut s'aggraver tout d'un coup. De plus, comme le fait remarquer SOUPAULT, il faut savoir que ces malades sont exposés à des complications graves : l'hématémèse, parfois très marquée, et surtout la perforation, « accident toujours possible, dit-il, pas tout à fait exceptionnel, puisque j'ai eu l'occasion de l'observer trois fois cette année en deux mois à peine chez d'anciens succorrhéiques se trouvant dans un état très satisfaisant et considérés comme guéris (1). »

On doit également avoir la crainte de la greffe d'un cancer sur une cicatrice d'ulcère.

2. — QUELS SONT LES CAS QUI RELÉVENT DE L'OPÉRATION

Examinons maintenant si l'intervention chirurgicale convient à toutes les formes cliniques que l'on a rangées sous le nom de gastrosuccorrhée.

Ces types pathologiques peuvent être ramenés à quatre (LINOSSIER) (2).

1° Gastrosuccorrhée primitive sans sténose pylorique

2° Gastrosuccorrhée primitive avec sténose pylorique spasmodique consécutive ;

3° Gastrosuccorrhée primitive avec ulcère et sténose pylorique consécutive ;

4° Gastrosuccorrhée par rétention consécutive à une sténose pylorique.

Cette division est évidemment bien théorique. Mais nous ne nous y attarderons pas.

En effet nous croyons qu'une notion capitale régit l'indication opératoire, quelle que soit la forme de gastrosuccorrhée; c'est la notion du *pylorisme* (SOUPAULT).

Le *syndrome pylorique* (3) indique d'une manière péremptoire qu'il existe soit un trouble fonctionnel du pylore

---

(1) SOUPAULT, *Bulletin général de thérapeutique*, 23 nov. 1901.
(2) LINOSSIER, *Semaine méd.*, 1898, p. 65.
(3) HARTMANN et SOUPAULT, *Revue de chirurgie*, février 1899.

spasme), soit une lésion de cet orifice (ulcère ou sténose)
Il est caractérisé avant tout par l'apparition de douleurs très nettes, souvent accusées par les malades en dehors
de tout interrogatoire et survenant un certain temps après
l'ingestion des aliments. Les deux ou trois premières heures
de la digestion se passent sans incident appréciable, puis les
douleurs apparaissent, suivies parfois de vomissements
qui soulagent ordinairement le malade.

L'intensité des douleurs varie beaucoup avec la nervosité
des sujets. Elle a donc relativement peu d'importance. Certains ulcus se manifestent seulement par du malaise et de
l'abattement vers 2 ou 3 heures de l'après-midi.

Ce qui est tout à fait important, c'est le moment où les
symptômes douloureux apparaissent par rapport aux repas.
Le moment où surviennent les douleurs peut cependant
varier dans certaines limites. Chez certains sujets on peut
remarquer que plus les aliments ingérés sont abondants, plus
la douleur est tardive. C'est ainsi qu'elle peut s'observer
une ou deux heures après le petit déjeuner du matin et trois
ou quatre heures après le déjeuner de midi, qui est plus
important.

Chez certains individus, surtout après une longue crise,
les douleurs se manifestent d'une manière subintrante parce
que l'estomac est irrité. Mais, dans ces cas même, on peu-
nettement retrouver une exacerbation vers trois ou quatre
heures de l'après-midi.

Tous ces symptômes ont été étudiés par SOUPAULT, et
c'est sur ses indications que nous les retraçons ici.

3. — SIGNIFICATION DU SYNDROME PYLORIQUE

Le syndrome pylorique est, d'après HARTMANN et SOU-

PAULT, l'indice d'un obstacle matériel ou fonctionnel, au niveau du pylore.

A) Cet obstacle peut tout d'abord être un obstacle mécanique permanent, dû, soit à une cause intrinsèque (cancer, cicatrices d'ulcère, ou même pour quelques auteurs, induration simple du pylore), soit à une cause extrinsèque, (tumeur des organes voisins, brides de péritonite, périgastrite le plus souvent consécutive à l'ulcère).

Mais nous ne comprenons sous le nom de gastrosuccorrhée que les affections liées à un rétrécissement organique peu serré du pylore. Les rétrécissements serrés produisent les stases proprement dites, dont la symptomatologie est différente, dont l'indication opératoire n'est plus discutée depuis longtemps.

B) L'obstacle peut être encore un simple spasme du pylore.

L'existence de ce spasme a donné lieu à de nombreuses controverses.

Sans nier son existence, HAYEM (1) ne croit pas qu'il puisse provoquer une rétention suffisante pour se manifester le matin à jeun.

« Il ne peut, dit-il, être question de contracture permanente: un pareil état du sphincter produirait une rétention à marche aiguë. L'évolution lente et avec intermittences de la maladie ne peut permettre d'invoquer qu'une fermeture incomplète, un spasme intermittent. »

Nous croyons qu'un sphincter en état de contracture réflexe peut ne pas déterminer une obstruction absolue de l'orifice qu'il entoure. Peut-être, peut-on admettre qu'il se passe au niveau du pylore quelque phénomène analogue à la contraction du sphincter dans la fissure anale.

(1) HAYEM, *Presse méd.*, 24 novembre 1894, p. 341.

DEGORCE

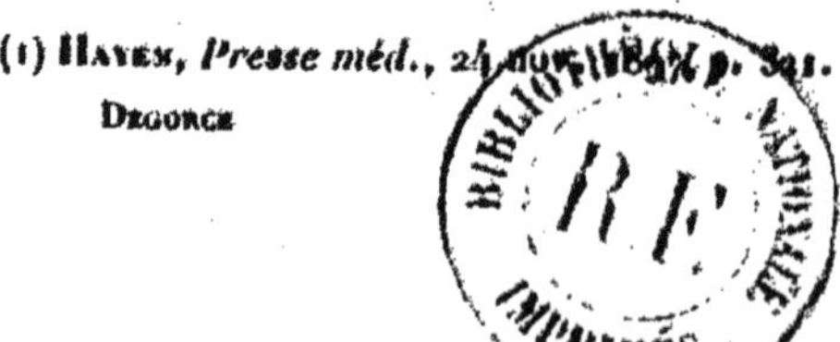

Le sphincter est constamment en état de défense, et à la moindre irritation il se contracte d'une manière répétée ; ces contractions successives n'empêchent pas les matières de franchir le sphincter contracturé, mais cette traversée est pénible et douloureuse.

Si l'on admet un spasme intermittent, HAYEM oppose une nouvelle objection : « on ne s'explique pas pourquoi, dit-il, au moment où le spasme cesse, l'évacuation ne se fait pas complètement ».

Mais nous avons apporté certaines observations de malades avec pylorisme net, chez lesquels l'évacuation se faisait parfois complètement, et SOUPAULT rapporte plusieurs observations de malades atteints de rétrécissement pylorique sans stase alimentaire. Tous ces cas seraient très bien expliqués par l'hypothèse d'un rétrécissement incomplet compliqué de spasme intermittent.

La réalité du spasme a été prouvée par des constatations biopsiques au cours d'opérations, et par des constatations nécropsiques négatives dans des cas où il existait des symptômes de rétrécissement pylorique pendant la vie.

Sur 61 opérés, DOYEN (1) en a compté 46 qui ne paraissaient avoir ni sténose extrinsèque, ni sténose intrinsèque.

Chez tous ces malades, il prétend avoir constaté une contracture spasmodique du sphincter pendant l'opération.

Il admet que cette contracture existait à l'état permanent avant l'opération, et entrainait un rétrécissement fonctionnel de l'orifice.

D'autres chirurgiens ont constaté ce spasme au cours d'opérations. Il fut constaté d'une manière très nette par ROUTIER et par BRUNNER (observation VII).

Un exemple remarquable de spasme du pylore est fourni

(1) DOYEN, *Médecine moderne*, 29 mai 1897, p. 338.

par LINOSSIER (1). Chez un malade atteint de cancer de l'estomac, on avait, par la palpation aidée de l'insufflation, localisé la tumeur à la face postérieure de l'estomac et on avait supposé, à cause de la rétention considérable, que le pylore était intéressé. JABOULAY, à qui le malade avait été confié par le professeur BOUDET, en vue d'une gastro-entéro-anastomose, jugea après laparotomie toute intervention inutile et se contenta de pratiquer le cathétérisme digital du pylore à travers la paroi de l'estomac. Cette simple intervention suffit à établir le cours normal des matières, pendant un mois environ, puis la rétention reparaît. A l'autopsie, on constata que le pylore était parfaitement sain.

Le pylore contracté pourrait même être senti à travers la paroi abdominale par la palpation, s'il faut en croire BOUVERET.

Nous basant sur cet ensemble de faits, nous croyons donc à la réalité du spasme du pylore. Nous pensons qu'il peut exister seul, tout au moins au début de la gastrosuccorrhée et que, dans tous les cas où il existe un rétrécissement matériel incomplet, pylorique ou juxta-pylorique, le spasme vient compléter la stricture et jouer un rôle capital dans la pathogénie de cette affection.

4. — VALEUR DU SYNDROME PYLORIQUE

Avec SOUPAULT, nous croyons que le syndrome pylorique a une valeur de premier ordre comme indication opératoire dans la gastrosuccorrhée. Il indique un obstacle qu'il faut contourner et le plus souvent une lésion qu'il faut soustraire au contact irritant des matières alimentaires.

SOUPAULT a toujours constaté de bons résultats thérapeutiques après une gastro-entérostomie faite chez un malade qui présentait ce syndrome. Il a constaté plusieurs fois l'ab-

(1) *Semaine médicale*, 1898, page 66.

sence de toute amélioration après l'opération chez des malades qui ne le présentaient pas.

S'il n'existe pas de signes nets de pylorisme, il conviendra donc de différer l'opération, même si le malade a une hyperchlorhydrie très intense.

La gastro-entérostomie donnera d'excellents résultats dans la gastrosuccorrhée avec syndrome pylorique. Mais il convient encore à l'heure actuelle de la réserver aux cas où un traitement médical bien conduit a donné des résultats insuffisants.

En effet, bien que la gastrosuccorrhée semble toujours liée à un ulcère juxta-pylorique, cela n'est pas encore démontré d'une manière absolue. D'autre part, comme nous le verrons dans le chapitre suivant, l'opération présente encore une gravité relative, même quand elle est confiée à un opérateur habile.

Hayem, dans sa communication sur les sténoses incomplètes pyloriques ou sous-pyloriques auxquelles il rattache la gastrosuccorrhée, pense qu'il est inutile de se hâter de faire intervenir le traitement chirurgical. « Dans un certain nombre de cas, dit-il, surtout lorsque la sténose est d'origine ulcéreuse, on peut voir survenir une amélioration progressive qui, au bout d'un certain temps, équivaut presque à une guérison. L'ulcère, siégeant au niveau du pylore ou dans son voisinage, produit, pendant qu'il est floride, un obstacle prononcé et des signes inquiétants de sténose. Plus tard, après la cicatrisation, les signes de sténose disparaissent entièrement ou s'atténuent au point de permettre une assez large alimentation (1). »

A notre avis, il y a lieu de diviser, comme dans beaucoup d'autres cas, les malades en deux catégories : les uns ne peuvent se dispenser de travailler pour subvenir à leurs besoins

____

(1) *Gaz. des hôpitaux*, 20 mai 1897.

et à ceux de leur famille; les autres ont une fortune suffisante pour se soigner pendant longtemps.

Ces derniers pourront être traités et surveillés pendant un temps fort long. Il ne faut pas se hâter de les opérer. Les malades besoigneux ne peuvent au contraire suivre longtemps un traitement médical bien conduit, ils ne peuvent même souvent observer un régime convenable. Si on ne les opère pas, ils continueront à souffrir indéfiniment, ils s'affaibliront et seront particulièrement exposés, en raison de leur mauvaise alimentation, aux graves complications de l'ulcère de l'estomac. L'intervention chirurgicale présentera donc ici des indications plus pressantes.

Mathieu considère comme critérium de l'indication chirurgicale l'échec des lavages suivis de gavage. Si ce procédé n'apporte pas un soulagement suffisant, si même il n'arrive pas au bout d'un temps donné à permettre un autre mode d'alimentation, l'opération doit être conseillée.

CHAPITRE III

Résultats

Les résultats fonctionnels de la gastro-entérostomie ont été étudiés avec soin dans ces dernières années par de nombreux auteurs, soit en France, soit à l'étranger.

En 1893, Mintz et Grunzach étudient les suites d'une gastro-entérostomie pratiquée par Oberfeld. La même année, Dunin publie les résultats fonctionnels de trois gastro-entérostomies pour sténose cicatricielle du pylore. Rosenheim publie les résultats d'un cas analogue.

En 1895, paraissent en France les travaux de Debove et Soupault, de Hayem, de Mathieu, le livre de Doyen sur le traitement chirurgical des maladies de l'estomac, à l'étranger les travaux de Mintz.

En 1896, paraît la thèse de Mahaut, à Lyon, les travaux de Siegel, de Heinsheimer.

En 1897, Doyen donne les résultats de ses nouvelles opérations de gastro-entérostomie pour affections non cancéreuses.

En 1898, plusieurs travaux très importants sont publiés : le rapport de Hayem sur un travail présenté à l'Académie de Médecine par Terrier, une importante observation de Hartmann et Soupault, les intéressantes recherches de Cable et de Fantino, le travail considérable de Chlumsky.

En 1899, Hartmann et Soupault publient, dans la *Revue*

de chirurgie, le travail le plus précis que nous connaissions sur la question ; TERRIER et HARTMANN font paraître leur livre sur la Chirurgie de l'Estomac.

En 1900 paraissent les travaux assez importants de TRICOMI, en Italie, de MERKENS en Allemagne; de FISCHER, W. MAYO, WEIR aux États-Unis.

En 1901, nous notons les nouvelles communications de SOUPAULT, l'article du Professeur TERRIER, dans la *Revue de chirurgie*, l'étude de TAVEL sur le reflux dans la gastro-entérostomie, l'article de BRUNNER en Allemagne.

Les conclusions de tous ces travaux sont sensiblement identiques, sauf quelques points de détail. Nous les résumerons dans ce chapitre, en les comparant chemin faisant, aux faits que nous avons pu tirer des observations que nous publions.

1. — SUITES OPÉRATOIRES

Grâce au perfectionnement progressif de la technique chirurgicale, la gastro-entérostomie donne actuellement des résultats satisfaisants au point de vue opératoire.

Pour juger de la gravité réelle de cette opération, il convient, d'une part, d'éliminer les gastro-entérostomies pour affections cancéreuses de l'estomac; d'autre part, de repousser les statistiques globales renfermant les résultats de chirurgiens différents et des opérations pratiquées à des dates diverses.

Il est en effet certain que la gastro-entérostomie est une opération délicate et qu'elle est très dangereuse si elle est confiée à des chirurgiens peu habiles.

Il est également évident que les résultats opératoires ont été beaucoup plus mauvais au début, quand les chirurgiens étaient moins exercés à cette opération qu'ils ne le sont actuellement.

Les premières statistiques relataient de nombreux désastres.

Une statistique globale de CZERNY, portant sur 550 opérations pratiquées de 1881 à 1896, relatait 338 décès, soit une mortalité de 58,54 0/0. Sur ces 550 gastro-entérostomies, 55 étaient pratiquées pour sténoses bénignes du pylore, avec 15 morts, soit une mortalité de 21, 42 0/0.

En 1897, MARION rapporte, dans sa thèse, un total de 69 gastro-entérostomies pour sténoses bénignes du pylore, avec 14 morts, soit une proportion de 23, 3 0/0.

Les statistiques plus récentes, et étudiées séparément pour chaque chirurgien, donnent des résultats bien meilleurs.

HARTMANN a pratiqué, de 1898 à 1901, 52 gastro-entérostomies pour affections bénignes ou malignes de l'estomac. Il rapporte 12 cas de morts. Sur ces 52 opérations, 27 étaient pratiquées pour affections non cancéreuses, avec 4 morts seulement.

Le professeur TERRIER, sur 19 gastro-entérostomies, relate seulement une mort.

ROUTIER, sur 9 gastro-entérostomies pratiquées depuis 1897, pour maladies non cancéreuses de l'estomac, n'a pas un décès.

PANTALONI, dans une première statistique publiée en 1897 et portant sur 15 cas, dont 11 relatifs à des affections bénignes, eut trois morts, une au bout de 48 heures, deux au bout de 8 jours par broncho-pneumonie. Les trois morts étaient survenues dans des affections non cancéreuses.

Dans une nouvelle statistique publiée l'année dernière, ce chirurgien rapporte 25 cas d'affections non cancéreuses traitées par la gastro-entérostomie, sans un seul décès.

W. MAYO a pratiqué 15 gastro-entérostomies pour affeclions non cancéreuses de l'estomac. Il a eu un seul décès chez un homme de 50 ans, extrêmement cachectique.

Les statistiques les plus récentes montrent donc que la gastro-entérostomie, si grave au début, comporte actuellement une gravité très atténuée. Sa gravité diminuera encore, si l'on n'attend pas pour la pratiquer, que les malades soient cachectiques à l'excès.

Certes il s'agit d'une opération sérieuse qu'il ne faut conseiller qu'en présence d'indications formelles. Mais il faut songer aussi que la gastrosuccorrhée est souvent symptomatique d'un ulcère qui peut entrainer la mort du malade par hémorrhagie ou par perforation.

2. — FONCTIONNEMENT DE LA BOUCHE GASTRO-INTESTINALE

L'anastomose gastro-intestinale livre presque constamment passage à une certaine quantité de liquides duodénaux (bile et suc pancréatique), qui refluent dans l'estomac. Sur 20 observations, HARTMANN et SOUPAULT ont noté une seule fois l'absence du retour de la bile dans l'estomac. La présence de la bile dans l'estomac n'a jamais fait défaut dans les observations que nous rapportons. Il en est de même, d'ailleurs, dans toutes les observations françaises ou étrangères que nous avons pu nous procurer et dans lesquelles le cathétérisme de l'estomac a été pratiqué systématiquement après la gastro-entérostomie. Souvent les malades présentent même des vomissements bilieux, en particulier le matin à jeun. Ces vomissements peuvent se manifester pendant plusieurs mois après l'opération, bien que la santé générale s'améliore progressivement. Il en fut ainsi dans les observations I, II, III, IV. Ces vomissements finissent par disparaître dans la plupart des cas.

Le reflux dans la gastro-entérostomie a été soigneusement étudié par Tavel dans un récent article de la *Revue de chirurgie*. Cet auteur attache une importance considérable et une influence néfaste au reflux de la bile et surtout du suc pancréatique dans l'estomac. Il rapporte un grand nombre d'expériences, pratiquées surtout en Allemagne, et concluant à l'influence nocive du reflux des liquides duodénaux. Il publie l'observation d'un médecin qui subit quatre opérations successives pour un reflux rebelle après une gastro-entérostomie pratiquée par Sick, d'Hambourg. Les accidents étaient surtout attribués au suc pancréatique. Tavel conclut qu'aucun des procédés simples de gastro-entérostomie ne met à l'abri du reflux (procédés de Wölfler, Von Hacker, Courvoisier, Brenner).

Il préconise la gastro-entérostomie en Y, qui « rétablit dans une perfection vraiment idéale les circulations alimentaire, biliaire et pancréatique ».

Nous croyons que Tavel exagère beaucoup le danger d'un reflux modéré de bile et de suc pancréatique dans l'estomac. Nous n'avons jamais rencontré, dans les observations que nous avons compulsées, de cas analogue à celui qu'il rapporte. Quand il existe des troubles fonctionnels sérieux après une gastro-entérostomie, ils sont dus à une faute de manuel opératoire, il s'agit de l'accident auquel on a donné le nom de *circulus vitiosus*.

Quant à l'utilité de la gastro-entérostomie en Y pour empêcher le reflux, il nous semble que ce procédé complique bien inutilement l'opération. La plupart des chirurgiens français pratiquent la gastro-entérostomie postérieure de Von Hacker avec des résultats satisfaisants. Il semble donc inutile de chercher un nouveau procédé plus long à exécuter. Pour assurer plus exactement le parfait fonctionnement de la bouche gastro-intestinale, le professeur Terrier et Hart-

MANN suspendent l'anse intestinale à l'estomac sur une très large surface et c'est dans la partie droite seulement de la surface d'accolement que l'anastomose est établie.

De la sorte, les liquides stomacaux tombent naturellement dans la portion efférente de l'anse, qui se trouve directement sous l'anastomose. Ils n'ont aucune tendance à remonter dans la branche afférente.

Loin de croire à l'action nuisible de la bile, SOUPAULT considère la présence de la bile dans l'estomac comme une excellente chose. C'est, dit-il, un alcalin naturel qui vient neutraliser le suc gastrique.

D'ailleurs, LÉON MEUNIER a constaté dans tous les cas de gastro-entérostomie qu'il a suivis pendant longtemps la diminution progressive et même parfois, au bout d'un certain temps, la disparition de la bile dans l'estomac.

On pourrait se demander si cette diminution de la bile n'est pas due à un rétrécissement de l'anastomose gastro-intestinale. Des cas en ont été rapportés par divers auteurs (CHAPUT, TAVEL, etc.). Mais ce rétrécissement ne peut se produire si l'affrontement muqueux a été fait avec soin. Il n'existe pas alors de tissu cicatriciel et, par suite, il ne peut y avoir de rétrécissement.

Dans son livre sur la chirurgie gastro-intestinale, HARTMANN publie le dessin macroscopique et la coupe microscopique d'une gastro-entérostomie datant de cinq mois, sans tissu cicatriciel et sans rétrécissement.

L'insufflation de l'estomac après la gastro-entérostomie permet de constater la continence du nouvel orifice. Ce fait a été signalé par HARTMANN et SOUPAULT. Léon MEUNIER a constaté son exactitude chez tous les malades qu'il a examinés.

SOUPAULT a démontré que la continence de cet orifice

n'est pas due à une hypertrophie de la musculeuse à l'entour
de la bouche gastro-intestinale.

Il compare la bouche gastro-jéjunale à une boutonnière
qui est fermée quand l'étoffe est tendue, qui s'ouvre, au
contraire, quand l'étoffe est relâchée. Ici la bouche se ferme
quand l'estomac se contracte. Lorsque l'estomac commence
à ne plus travailler et à se relâcher à la fin de la digestion,
la bouche s'ouvre. Il est probable d'ailleurs que l'intestin joue
un certain rôle dans cette ouverture. Soupault pense qu'il
joue, grâce à ses contractions péristaltiques, le rôle d'une
pompe qui viderait l'estomac vers la fin de la digestion.

3. — FONCTIONS MOTRICES DE L'ESTOMAC

Nous devons à cet égard rechercher: 1° si la stase gastrique
persiste; 2° dans quelles proportions se modifient les dimensions de l'estomac.

Sur le premier point, la plupart des auteurs admettent
et les observations démontrent qu'il existe presque réguliè-
rement un certain degré de persistance de stase gastrique. Le
cathétérisme à jeun permet de retirer une certaine quantité
de résidus surtout lorsqu'on a soin, ainsi que le conseille
Soupault, d'ajouter au cathétérisme simple un lavage stomacal qui évacue ainsi tous les débris. Parfois le lavage ramène une certaine quantité de liquide de succorrhée.

Cette stase est-elle permanente ? Certains auteurs, Mintz
entre autres, admettent qu'elle disparaît progressivement.
Soupault, par contre, l'a vue persister indéfiniment. Les
malades que nous avons observés ne présentaient pas,
avant l'opération, de stase considérable. Mais après l'opération, on retirait à peu près la même quantité de liquide
qu'auparavant, de l'estomac tubé à jeun.

L'étude de la motilité, à l'aide de l'épreuve du repas d'Ewald, donne des résultats analogues : il y a un un retard évident dans la digestion du repas d'épreuve par rapport à l'état normal. Telle n'est pas pourtant l'opinion de Cable et Fantino; leurs recherches ont porté sur 13 opérés examinés 1, 2, 3, 4, 5 et 6 heures après le repas d'épreuve. Or presque toujours, disent-ils, dès le début, en tout cas dans les premiers mois qui suivent, non seulement l'évacuation se fait dans le temps physiologique, mais elle est même hâtée.

Quoi qu'il en soit, le retard, si réellement il existe, doit être surtout attribué à l'atonie et à la distension des parois stomacales. Soupault remarque avec raison que la fonction motrice se rétablit d'autant plus facilement que la sténose qui a nécessité l'opération est d'origine plus récente. Elle persistera longtemps chez un dyspeptique ancien, alors que l'estomac reprendra plus rapidement la motilité au cas de sténose relativement récente, dans un cancer, par exemple. Ceci montre bien en effet que la cause réelle de la non-évacuation de l'estomac est l'insuffisance de fonctionnement de l'appareil glandulaire insuffisance due aux altérations glandulaires antérieures à l'opération, car ainsi que l'a démontré Hayem, la voie d'échappement stomacal n'est ouverte aux aliments qu'après qu'ils ont été aussi complètement digérés que le comporte l'état de l'appareil glandulaire.

Ajoutons enfin que dans certains cas il faut aussi faire intervenir les variations de forme, de situation, de direction de l'orifice de communication; variations dont on peut jusqu'à un certain point se mettre à l'abri par une technique opératoire judicieuse.

Quelles modifications la gastro-entérostomie apporte-t-elle d'autre part dans les dimensions de l'estomac?

Le fait constant, observé par tous les auteurs, c'est la rétraction progressive de l'organe.

Mais ici encore il y a de grandes variations dans les résultats. La rétraction de l'estomac est plus ou moins complète, plus ou moins rapide.

Le retour de la contraction musculaire est lié à l'état du muscle avant l'opération. Résultat facile à prévoir au reste.

4. — MODIFICATIONS DU CHIMISME GASTRIQUE

Même en admettant qu'il persiste un certain degré de stase, le fait qu'elle diminue dans une proportion notable doit faire prévoir des modifications dans le chimisme gastrique, surtout si l'on admet, contrairement à ROBIN, DOYEN, FERRANNINI, mais avec HAYEM, MARAGLIANO, que l'hyperchlorhydrie est le fait secondaire, conséquence et non cause de la stase alimentaire.

Tout en reconnaissant la valeur de ce facteur dans la production de l'hyperchlorhydrie, SOUPAULT ne croit pas que celle-ci soit due exclusivement à la rétention des matières alimentaires. Dans la gastrosuccorrhée, les glandes peptiques sont anatomiquement et fonctionnellement hypertrophiées. L'hyperchlorhydrie peut donc persister après l'opération.

Le fait qui paraît le plus fréquent néanmoins est la diminution de l'hyperchlorhydrie après la gastro-entérostomie. Cette diminution a été constatée par la plus grande majorité des auteurs. Elle peut aller jusqu'à l'hypopepsie prononcée (observations III, IV et VII).

Cette diminution de l'HCl survient plus ou moins rapidement ; elle varie dans son intensité suivant chaque cas ; très marquée chez certains malades, elle l'est à peine chez certains autres où la quantité d'HCl peut rester normale, où même il peut persister de l'hyperchlorhydrie.

Dans nos observations nous avons remarqué deux fois la persistance de l'hyperchlorhydrie (observations I et II). Il en fut de même dans les trois observations de Fischer que nous rapportons et dans l'observation VI de Hartmann et Soupault. Dans un cas, l'hyperacidité n'avait pas encore disparu deux ans après l'opération, alors que le malade se portait cependant très bien (observation XI).

Dans les autres cas, l'hyperacidité diminua ou disparut assez rapidement.

La quantité de bile qui reflue dans l'estomac a une grande importance au point de vue du chimisme gastrique. C'est sans doute dans les cas où elle est considérable que l'on observe les phénomènes d'hypo-acidité relatés par quelques auteurs. Il en fut ainsi dans nos observations III et IV.

Il est un autre fait observé par Soupault, et dont il est nécessaire de tenir grand compte dans l'appréciation des résultats : c'est le retard apporté dans la sécrétion. Quels que soient la cause de la sténose et le type chimique, Soupault a constaté chez tous ses malades que le liquide retiré 1 heure après le repas d'Ewald était moins riche en HCl que celui qui était retiré 1 heure 1/2 après le repas. Parfois l'écart était considérable.

5. — ETUDE DES EXCRETA

Parmi les résultats les plus intéressants de la gastro-entérostomie, il faut citer le retour des fonctions intestinales ; à la constipation opiniâtre, qui est la caractéristique des dyspepsies sténosiques, succède une régularité remarquable des selles. Toutes les observations en font foi. Il peut même arriver que la constipation soit remplacée par la diarrhée, fait qui parfois n'est pas sans entraîner une certaine gravité. Le même résultat s'observe pour les urines. Les modifications si fréquentes de quantité et de densité des urines, chez les dyspeptiques, tendent à disparaître peu à peu. On voit l'urine reprendre ses caractères normaux, à la condition, bien entendu, que le rein, d'autre part, soit sain.

Ce retour de l'urine à l'état normal, la disparition de l'hypo-azoturie s'observent aussi bien dans les sténoses bénignes que cancéreuses : ce qui prouve bien, ainsi que le fait remarquer SOUPAULT, que la loi de ROMMELAERE sur la diminution de l'urée dans le cancer est sans valeur et que la quantité d'urines émises est proportionnelle à l'absorption intestinale.

6. — INFLUENCE DE LA GASTRO-ENTÉROSTOMIE SUR LES DOULEURS ET L'ÉTAT GÉNÉRAL

Quelles que soient les modifications dans la motricité et le chimisme stomacal, il est un résultat constant que l'on retrouve chez tous les opérés qui présentaient nettement le syndrome pylorique, c'est la cessation des douleurs quotidiennes qu'ils ressentaient auparavant. On retrouve ce fait dans toutes nos observations et dans celles que nous avons pu compulser. Les cas où les malades n'ont pas été soulagés sont des cas où le syndrome pylorique n'existait pas, et où les douleurs avaient une autre cause et un autre caractère.

En même temps que les douleurs disparaissent, l'état général devient excellent et les malades, généralement très amaigris, reprennent rapidement leur embonpoint antérieur. Ils

peuvent reprendre leurs travaux et ils sont, en général,
enchantés.

Il en fut ainsi des malades dont nous rapportons les observations. L'un d'eux, particulièrement typique (obs. I), put
reprendre de pénibles travaux de culture en se soumettant
à l'alimentation ordinaire des cultivateurs, alors qu'il souf-
frait, avant l'opération, depuis plus de vingt ans.

CHAPITRE IV

Observations.

OBSERVATION I (*inédite*). — Gastrosuccorrhée. Syndrome pylorique. Gastro-entérostomie. Guérison.

(Dᵣ Danoulix et Léon Meunier.)

Beaureg... 42 ans, cultivateur.

A. H. — Père mort à 85 ans. Mère morte d'un cancer du sein.

A. P. — Pleurésie à 20 ans.

H. M. — A commencé à souffrir à l'âge de 17 ans. De 17 à 24 ans, il a souffert avec de longues rémissions; restait trois à quatre mois sans souffrir. Dès cette époque les douleurs existaient surtout 3 à 4 heures après les repas. A *24 ans*, les douleurs deviennent plus violentes. On conseille au malade le tubage et depuis cette date jusqu'à maintenant, il se vide l'estomac pour se soulager pendant ses crises douloureuses.

Pendant l'hiver, alors qu'il travaillait peu, il se tubait rarement. L'été il se tubait tous les jours pendant les travaux des champs. Depuis trois ans, d'ailleurs, il se tube l'estomac, l'hiver et l'été.

Les crises douloureuses et par suite les tubages avaient lieu trois fois par jour : le matin, à onze heures avant le déjeuner, le soir à six heures avant le dîner et dans la nuit vers dix heures ; à chaque opération, le malade retirait environ un litre de matières alimentaires digérées.

Le 5 juin le tubage de l'estomac à jeun donne environ 150 cc. de liquide de stase.

L'examen du suc gastrique une heure après le repas d'Ewald donne les résultats suivants :

$$H = 130$$
$$C = 217$$
$$F = 180$$
$$A = 202$$

Le diagnostic est hypersécrétion avec liquide acide le matin.

OPÉRATION. — Le 10 juin 1900, par le D' DEMOULIN. Gastro-entérostomie postérieure. Pas d'ulcère.

SUITES. — Bonnes au point de vue opératoire. Le malade vomit tous les matins une grande quantité de bile. Les vomissements diminuent peu à peu et cinq ou six mois après l'opération ils surviennent seulement accidentellement. L'état général s'améliore rapidement malgré les vomissements bilieux. Le malade est arrivé à manger de tout.

Deux mois après l'opération, en août 1900, le tubage de l'estomac à jeun ramène 150 cc. environ d'un liquide neutre, jaune, donnant la réaction de Gmelin. L'examen du contenu stomacal une heure après un repas d'épreuve d'Ewald donne les résultats suivants :

$$
\begin{aligned}
A &= 182 \\
H &= 131 \\
C &= 65 \\
F &= 197
\end{aligned}
$$

Le malade recouvra à un tel point la santé qu'il reprit dans l'année même ses travaux de culture, avec l'alimentation ordinaire des cultivateurs. Il avait engraissé de 22 livres. Son état général était excellent.

Il mourut d'un accident de voiture en juin 1901.

OBSERVATION II (*inédite*). — **Hyperchlorhydrie. Syndrome pylorique. Gastro-entérostomie antérieure.** (*Guérison.*)

(D'' ROFFICE et Léon MEUNIER.)

R... Michel, 51 ans, tailleur de pierres, examiné le 1er février 1901. Pas d'éthylisme. Le malade a un enfant bien portant.

En 1887, le malade commence à souffrir de l'estomac. Ces souffrances sont mal déterminées, elles surviennent quelques heures après le repas, ne sont pas accompagnées de vomissement. Régurgitations acides.

En 1890, vomissement de sang (une cuvette). Le malade reste au lit deux mois. On le met au régime lacté. Les douleurs se calment et il reprend peu à peu son alimentation normale. Les douleurs apparaissent de nouveau avec un maximum 3 à 4 heures après les repas. Ces douleurs entraînent des vomissements alimentaires.

En *1893*, nouveau vomissement de sang. Depuis cette époque les souffrances ont été en s'exagérant. Elles sont surtout vives depuis le mois de septembre.

TYPE DE LA JOURNÉE. — Pas de vomissements à jeun. Appétit conservé. Le malade n'ose pas manger dans la crainte de souffrir. S'il prend quoi que ce soit, même du lait, des douleurs violentes entraînant le désir de vomir surviennent 2 à 4 heures après. Le malade vomit spontanément ou volontairement et la douleur cesse de suite. Le liquide vomi est très acide. — Constipation.

ÉTAT GÉNÉRAL. — Le malade a beaucoup maigri. A 23 ans, il pesait 144 livres. Actuellement il pèse 108 livres (taille : 1 m. 77).

L'examen de l'estomac et du suc gastrique est pratiqué par le Dr Léon MEUNIER le 1er février.

Légère dilatation de l'estomac.

Examen du suc gastrique à jeun. Pas de liquide de stase.

Contenu de l'estomac après le repas d'épreuve d'Ewald, au bout d'une heure : 230 cent. cubes.

Acidité totale................	336
HCl libre.................	174
Lab ferment.................	500

OPÉRATION. — *9 février*. Le Dr ROUTIER pratique une laparotomie sus-ombilicale. L'estomac est dilaté. Sur la face antérieure, près du pylore, on aperçoit une cicatrice grande comme une pièce d'un franc, dure, avec des prolongements analogues à des pattes de crabes. Deux ou trois ganglions dans l'épiploon gastro-hépatique. Le Dr ROUTIER a d'abord l'intention de faire une résection. Mais la partie malade ne lui paraissant pas très mobilisable, il pratique une gastro-entérostomie antérieure.

SUITES OPÉRATOIRES. — Cessation des douleurs gastriques. Suites parfaites au point de vue opératoire. Le malade sort le 26 février sans avoir eu de vomissements.

Une fois sorti de l'hôpital, le malade a des vomissements bilieux le matin à jeun. L'examen de l'estomac à jeun donne environ 200 cent. cubes de liquide jaune contenant une grande quantité de bile.

Ces vomissements avec bile surviennent tous les matins jusqu'au

8 octobre 1901. A partir de cette époque, le malade reste un mois et demi sans vomir de bile.

1er novembre. — Le malade mange de tout avec appétit. Il mange deux livres de pain par jour. Il souffre seulement quand il a fait un travail fatigant, trois à quatre heures après son repas. Il a engraissé et pèse 120 livres.

Examen de l'estomac à jeun : environ 60 cc. de liquide jaune contenant de la bile.

Après lavage de l'estomac et repas d'épreuve d'Ewald, au bout d'une heure, on obtient les résultats suivants :

$$HCl \quad = \quad 80$$
$$P \quad = \quad 202$$
$$C \quad = \quad 172$$
$$T \quad = \quad 450$$
$$Lab \quad = \quad 1500$$

Le Dr Routier revoit le malade le 30 novembre 1901. Il est en très bon état, a beaucoup engraissé, est enchanté d'avoir été opéré.

OBSERVATION III (*inédite*). — **Hyperchlorhydrie. Syndrome pylorique. Ulcère. Gastro-entérostomie antérieure.** (*Guérison.*)

(Drs Routier et Léon Meunier.)

Br... Léonie, 27 ans, femme de chambre.

A. H. — Père mort de pneumonie. Mère bien portante.

A. P. — Nerveuse, strabique depuis la scarlatine. Pas d'éthylisme. Deux gastralgies il y a deux ans, une il y a deux mois.

H. M. — Souffre depuis 14 ans. Elle avait des périodes de plusieurs mois sans souffrances. Les douleurs vont s'exagérant depuis deux ans. Elle a eu à ce moment un vomissement de sang.

TYPE DE LA JOURNÉE. — Le matin elle ne vomit pas. Elle prend du café au lait qui passe bien. A midi grand appétit. Vers trois heures sensation de douleur qui va s'exagérant. Ces douleurs, depuis deux à trois mois, sont telles qu'elles amènent des vomissements alimentaires. Après les vomissements, soulagement immédiat. Le soir, elle mange avec appétit. Vers minuit, nouvelles douleurs réveillant la malade. Ces douleurs néanmoins n'amènent pas de vomissements alimentaires. Pas de constipation.

ÉTAT GÉNÉRAL. — La malade a beaucoup maigri. Elle pesait en moyenne 120 livres avant la maladie. Elle pèse maintenant 80 livres.

Examen stomacal le 4 mai 1901 par le Dr Léon MEUNIER.

A jeun : pas de liquide de stase.

Après repas d'Ewald, au bout d'une heure :

HCl libre.	120
F.	100
C.	160
T.	380
Lab ferment.	1000

OPÉRATION. — 1er juin 1901. — Le Dr ROUTIER pratique une gastro-entéro-anastomose antérieure à la soie. Il y a près du pylore, qui ne vient pas et qui paraît très adhérent, deux plaques indurées sur lesquelles s'insère l'épiploon qui aurait comme bouché un trou. La désinsertion de l'épiploon laisse un orifice par lequel l'estomac est exploré avec le doigt par le côté muqueux. Le Dr ROUTIER ne sent rien à l'intérieur de l'estomac. La tuméfaction et la dureté semblent donc cicatricielles externes. Préoccupé par la question du pylore, il fixe l'anse dans le mauvais sens et s'en aperçoit seulement après coup.

SUITES. — Simples. Ablation des sutures le 11 juin.

Le 12 juin, vomissement. De même le lendemain. Diète absolue. Lavements nutritifs.

Le 18 juin, la malade va parfaitement.

Le 8 juillet, les vomissements se reproduisent tous les jours. Ils contiennent une grande quantité de bile. La malade sort de l'hôpital et ne vomit plus à partir de sa sortie.

Le 24 novembre, la malade vomit encore de la bile. Elle a de l'appétit. Les douleurs ont disparu. *Elle pèse 120 livres*, poids qu'elle avait avant la maladie.

EXAMEN DE L'ESTOMAC. — De l'estomac, à jeun, on retire environ 60 cc. de liquide jaune contenant de la bile. Après lavage et repas d'épreuve d'Ewald :

HCl	=	15
F	=	180
C	=	130
T	=	325
Lab	=	1200

11 décembre. — La malade vomit encore un peu de bile de temps en temps. Elle est bien portante.

OBSERVATION IV (*inédite*). — **Gastrosucorrhée. Syndrome pylorique. Ulcère probable. Gastro-entérostomie postérieure** (*Guérison*).

(Docteurs BOUGLÉ et Léon MEUNIER, observation recueillie par notre collègue GUÉNIOT.)

Marianne L..., 23 ans, domestique.

A. H. — Mère atteinte d'un affection gastrique. Frère mort tuberculeux.

A. P. — Nerveuse. Pas d'éthylisme. Mal réglée.

H. M. — A toujours eu des digestions difficiles. Dès l'âge de 10 ans, elle avait quelquefois des vomissements après le repas. Elle souffre surtout depuis deux ans, et, depuis six mois, elle a eu deux vomissements de sang. Paramétrite à droite, surtout.

TYPE DE LA JOURNÉE. — Le matin, la malade vomit quelquefois. Jamais de vomissements alimentaires; elle rend seulement quelques gorgées d'un liquide muqueux. Elle mange avec un appétit normal, mais dès qu'elle a mangé, elle ressent des pesanteurs qui vont s'exagérant et finissent par déterminer de violentes douleurs trois ou quatre heures après le repas.

Examen stomacal le 8 octobre 1901, par le docteur Léon MEUNIER.

Légère ptose stomacale. La grande courbure descend à 2 ou 3 centimètres au-dessous de l'ombilic. Pas de dilatation.

Le tubage à jeun donne une dizaine de cent. cubes de liquide de stase.

Après le repas d'Ewald, au bout d'une heure :

HCl	=	108
F	=	80
C	=	180
T	=	368
Lab	=	800

OPÉRATION. — *12 octobre 1901.* — Le Dʳ BOUGLÉ pratique une gastro-entérostomie postérieure par le procédé de Von Hacker. Surjet central au catgut. Surjet périphérique séro-séreux à la soie. Pas de drainage.

SUITES. — Le jour de l'opération, quelques vomissements post-anesthésiques.

Suites opératoires très simples, pas de vomissements les jours suivants. Diète pendant les deux premiers jours. Sérum. Puis alimentation liquide, lait, etc., en progressant.

20 octobre. — Ablation des crins cutanés. Réunion. Etat général excellent. La malade prend du lait, des œufs, de la viande crue.

Les jours suivants elle crache un peu de sang. Elle ne tousse pas. Cependant, le sommet du poumon gauche est suspect.

30 octobre. — Vomissements sanguinolents. Diète.

1-8 novembre. — Pas de vomissements. Etat général très bon. Recommence à manger.

9 novembre. — Vomissements tout de suite après le déjeuner. La malade ne peut rien garder, excepté le lait.

16 novembre. — La malade sort de l'hôpital.

Depuis cette époque, la malade a eu des vomissements le matin à jeun, tous les 3 à 4 jours. L'examen des matières vomies fait le 10 novembre a permis d'y déceler une grande quantité de bile.

Examen du suc gastrique après le repas d'épreuve d'Ewald, au bout d'une heure, le 10 novembre 1901.

$$HCl = 15$$
$$E = 170$$
$$C = 160$$
$$T = 345$$

L'estomac n'est plus ptosé.

La malade est revue le 10 janvier 1902. Elle est très améliorée. L'estomac à jeun contient encore une certaine quantité de bile, bien moins considérable que le 10 novembre.

OBSERVATION V (*inédite*). — Gastrosuccorrhée. Syndrome pylorique. Ulcère probable. Gastro-entérostomie antérieure. (*Guérison.*)

(Drs ROUTIER et Léon MEUNIER.)

W... 43 ans.

A.H. — Rien de particulier.

A.P. — 3 à 4 litres de vin par jour.

H.M. — Souffre depuis 10 ans. A eu à cette époque un vomissement de sang. Second vomissement desang,il y a six mois. Il a toujours souffert de l'estomac, mais avec rémissions de plusieurs mois.

Il y a six mois, les douleurs étaient très violentes, trois à quatre heures après les repas, entraînant des vomissements alimentaires. Il est au lait depuis cette époque.

Type de journée. — Prend actuellement environ 4 litres de lait par *24 heures*. Vomit quelquefois le matin un liquide acide. Les douleurs apparaissent entre les prises de lait et ne sont calmées que par un alcalin ou une nouvelle prise de lait.

État général. — Pesait 180 livres, pèse actuellement 150 livres ; perte des forces.

Examen de l'estomac le 31 décembre 1901 par le Dr Léon Meunier.

A jeun : 25 cc. environ de liquide de stase.

Après repas d'épreuve d'Ewald, au bout d'une heure :

HCl libre	146
F	110
C	130
T	384
Lab	1250

Opération.— *11 janvier 1902.*— Le Dr Routier opère le malade, Anesthésie des plus difficiles. L'estomac est dilaté. Mais on ne peut pas le sortir du ventre. Le pylore est fixé très haut sous le foie avec une induration d'apparence fibreuse que l'on peut toucher. mais non voir. Gastro-entérostomie antérieure.

Suites. — Des plus simples, jusqu'au 22 janvier. Ce jour-là le malade vomit une pleine cuvette de lait caillé avec de la bile. Cela ne s'est pas reproduit depuis.

Actuellement le malade va bien. Il mange de bon appétit. L'examen du suc gastrique n'a pu encore être pratiqué.

Observation VI (*résumée*).

(Hartmann et Soupault, in *Presse médicale*, 15 août 1898.)

W. E..., âgé de 35 ans, journalier. Début de la maladie, il y a 5 ans environ. Plusieurs périodes de crise avec améliorations temporaires. La crise actuelle dure depuis cinq mois. Hématémèse il y a un mois. Douleurs violentes survenant environ deux heures et demie à trois heures après l'ingestion des aliments. Elles ont leur maximum au niveau de la région pylorique. La nuit elles réveillent le malade. Elles sont calmées par l'ingestion de boissons ou d'aliments. Vomissements muqueux peu fréquents. Amaigrissement de 18 kilogr. en cinq mois. Constipation opiniâtre. L'estomac n'est pas dilaté. Douleurs à la pression au niveau de la région pylorique.

Le cathétérisme, pratiqué après un jeûne de quatorze heures, ne ramène aucun fragment alimentaire, mais dénote la présence dans l'estomac de 60 cent. cubes de liquide muqueux, filant, blanc, légèrement verdâtre.

Après le repas d'épreuve, on obtient les résultats suivants au bout d'une heure :

Acidité totale : 2,18 pour 1000.

Réactions qualitatives de HCl libre très intenses. Pas d'acide lactique. Réactions des peptones et des matières amylacées très marquées.

Chlore total...............	3,69	pour 1000
Chlore fixe...............	1,09	—
Chlore libre........	0,75	—
Chlore combiné...........	1,85	—
Chlorhydrie...............	2,60	—
$\dfrac{T}{t} = 3,34$ et...............	0,77	—

Il s'agit d'une hyperpepsie chlorhydrique avec prolongation de la digestion.

OPÉRATION. — *14 février 1891.* — Gastro-entérostomie postérieure (procédé de Von Hacker). Adhérences de la vésicule biliaire à la première portion du duodénum et à la région pylorique. La partie de l'estomac qui avoisine la tumeur est un peu indurée, sans tumeur nette cependant.

SUITES. — Disparition absolue des douleurs. Rétablissement complet des fonctions gastriques. Amélioration de l'état général. Le malade engraisse progressivement de 14 kilogr. en moins de sept semaines. Les selles sont redevenues abondantes.

Les dimensions de l'estomac ne sont pas modifiées.

Le cathétérisme de l'estomac après douze heures de jeûne ramène une petite quantité de bile.

Après le repas d'épreuve on obtient les résultats suivants au bout d'une heure.

Liquide vert assez foncé, bilieux. Réaction de Gmelin.

Acidité totale................ 1,76 pour 100

Les réactions du vert brillant et du Gunzbourg montrent que HCl est en proportion médiocre. Les réactions des peptones et de l'amidon sont normales.

Pas d'acide lactique.

Chlore total............... 4,03 pour 1000
Chlore fixe................ 2,30 —
Chlore libre............... 0,41 —
Chlore combiné............. 1,30 —
$\frac{T}{f} = 1,73$ et............... 1,00 —

Trois jours après, nouvel examen une heure et demie après le repas d'épreuve. Quantité de liquide plus abondante, 225 cent. cubes. Réactions de l'HCl libre très intenses.

OBSERVATION VII (résumée).

(In BRUNNER. Beitrage z. klin. Chir., tome XXIX.)

Femme, 32 ans. Le 13 février examen par le Professeur JAQUET. Douleurs. Troubles dyspeptiques. Vomissements une ou deux heures après le repas.

Acidité totale............. 0,252 p. 100
HCl total.... .... 0,332 —
Chlorures................ 0,091 —
HCl libre et combiné..... 0,240 —

Le 19 février, le cathétérisme à jeun ramène un liquide du volume de 30 cc. Donc hyperacidité avec hyperchlorhydrie.

Le 22 février 1900, gastro-entérostomie par le procédé de Von Hacker. L'anneau pylorique semble perméable quoique un peu épaissi ; au cours de l'opération, surviennent plusieurs crampes énergiques du pylore donnant à la région la dureté du bois.

SUITES. — Normales ; quelques vomissements bilieux. Le 28 mars l'examen à jeun fait constater 30 cent. cubes d'un liquide contenant de la bile. Hypochlorhydrie. La malade est peu améliorée au point de vue fonctionnel. Elle finit néanmoins par guérir (janvier 1901).

En réalité cette malade répondait assez peu nettement au type de gastrosuccorrhée avec syndrome pylorique. C'était surtout une nerveuse et BRUNNER pense que l'origine des accidents était une crampe pylorique d'origine hystérique.

OBSERVATION VIII (*résumée*).
(*In* WEIR, *Phila. M. J.*, 1900.)

J.-F. H.-C., âgé de 44 ans, fripier, dyspeptique depuis des années. Hyperacidité. Légère dilatation. Stase. Marche probable de l'affection : hyperacidité due à une influence nerveuse, puis spasme du pylore, obstruction hypertrophique résultant de la stase alimentaire.

Gastro-entérostomie postérieure avec bouton de Murphy, puis entéro-anastomose. Méthode de Braun avec modification de Gallet. Le pylore est un peu adhérent et resserré.

Les douleurs cessent à partir du jour de l'opération. L'hyperacidité disparaît entièrement. Guérison.

OBSERVATION IX (*résumée*).
(*In* WEIR, *Phila. M. J.* 1900.)

M. D., 24 ans. Souffre depuis 10 ans. Douleurs à type pylorique net. Dilatation : la grande courbure descend de deux doigts au-dessous de l'ombilic. Hyperacidité considérable. Le tubage à jeun ramène une demi-pinte de suc gastrique avec parfois des débris alimentaires.

Gastro-entérostomie postérieure avec entéro-anastomose. Méthode de Braun avec modification de Gallet. Le pylore semble d'abord normal, puis à un second examen, il donne une sensation d'induration d'ulcère.

Cessation des douleurs. Reprise du régime ordinaire au bout de 20 jours. Guérison.

Observation X (résumée).

(In Fischer, Med. Rec. N. Y., 1900.)

I. W..., tailleur, 35 ans, présente des signes de sténose bénigne du pylore.

Une série d'examens révèlent une grande quantité de matières résiduelles plusieurs heures après les repas. Après repas d'épreuve : HCl libre = 1,8 p. 100 ; acidité totale = 140 ; fermentations marquées et acides organiques en abondance. La grande courbure descend à 2 pouces et demi au-dessous de l'ombilic.

OPÉRATION. — *Le 15 décembre 1898*, gastro-entérostomie et entéro-anastomose par la méthode de Braun avec la modification de Gallet.

SUITES. — Les douleurs et signes dyspeptiques cessèrent.

En février 1900, 14 mois après l'opération, une série d'examens furent pratiqués. Les sécrétions qui, au moment de l'opération, étaient en état d'hyperacidité progressive, étaient encore hyperacides. L'HCl libre = 1,5 à 1,9 p. mille; l'acidité totale = 120.

Les mouvements de l'estomac sont affaiblis. La stase alimentaire persiste. Mais la grande courbure est remontée à l'ombilic.

Observation XI (résumée).

(In Fischer, Med. Rec. N. Y., 1900.)

A. P.,, fabricant de cigares, 41 ans, est vu pour la première fois en décembre 1895. Il présente des douleurs analogues à des crises gastriques survenant en dehors de l'absorption de toute nourriture.

En octobre 1897, repas d'épreuve : digestion d'une heure. — Le contenu de l'estomac est abondant, en fermentation et rance. HCl libre = 1,5 pour 1000 ; — acidité totale : 120 — 140 ; — acides organiques en quantité.

La grande courbure est située à deux pouces au-dessous de l'ombilic. Donc hyperacidité, dilatation, sténose du pylore probable.

OPÉRATION. — *Le 26 mars 1898*, gastro-entérostomie postérieure par la méthode de Braun avec la modification de Gallet.

Suites. — Suites normales. Cessation des douleurs. En février 1900, Weir pratique une série d'examens du contenu stomacal.

De ces examens il résulte que l'hyperacidité n'a pas disparu deux ans après l'opération. L'HCl libre après les repas d'épreuve varie de 1,8 à 2 p. mille avec acidité totale constante de 86-96. Le liquide contient beaucoup de bile. Les fonctions motrices sont redevenues normales et la dilatation a bien diminué.

OBSERVATION XII (*résumée*).

(*In* FISCHER, *Med. Rec. N. Y.*, 1900.)

J.-F S..., âgé de 45 ans, se présente pour la première fois en avril 1899. Il présente des signes d'hypersécrétion acide, à type rémittent, datant de deux ans environ. Diagnostic : hyperacidité. Spasme du pylore. Dilatation modérée.

Le 29 novembre 1899, l'examen après repas d'épreuve donne les résultats suivants : contenu gastrique très rance. HCl libre = 2,3 p. mille; acidité totale = 112.

OPÉRATION. — *Le 19 décembre 1899*, gastro-entérostomie avec entéro-anastomose. Méthode de Braun avec modification de Gallet.

SUITES. — Guérison rapide.

Le 24 janvier 1900. — Le contenu gastrique, une heure après le repas d'épreuve, est normal en apparence et en consistance; HCl libre = 1,6 p. mille; acidité totale, 76. Digestion des albuminoïdes normale. Digestion des matières amylacées retardée.

Le 9 mars 1900. — Après repas d'épreuve : HCl = 2,0 p. mille ; acidité totale, 136.

Le 16 mars 1900. — Après repas d'épreuve : HCl libre = 1 p. mille; HCl combiné = 1,6 p. mille ; acidité totale = 80.

OBSERVATION XIII (*résumée*). — Gastrite ulcéreuse. Gastrosuccorrhée. Gastro-entérostomie. Guérison.

(*In* HARTMANN et SOUPAULT, *Revue de chirurgie*, 1899, I, p. 343.)

E... V..., 35 ans, journalier. Amaigrissement de 18 kilogr. Pas de dilatation.

Gastro-entérostomie postérieure le 14 février 1898.

Disparition absolue des douleurs et rétablissement complet des fonctions gastriques.

De 49 kilogr. le poids remonte à 67 kilogr. Guérison maintenue en 1901 après 3 ans écoulés.

OBSERVATION XIV

(*In* HARTMANN, Chirurgie gastro-intestinale).

F..., 60 ans. Gastrosuccorrhée. Ulcère douloureux sans sténose.

23 juin 1899. Gastro-entérostomie postérieure. Guérison.

OBSERVATION XV

(*In* HARTMANN, Chirurgie gastro-intestinale).

H... 31 ans. Douleurs, gastrosuccorrhée, amaigrissement, 10 juillet 1900. gastro-entérostomie postérieure.

Guérison. En janvier 1901, va bien.

OBSERVATION XVI (*résumée*). — Gastrosuccorrhée; pas de néoformation. — Gastro-entérostomie postérieure transmésocolique.

(*In* TERRIER, *Revue de chirurgie*, 10 octobre 1901).

Jeanne R... 29 ans. Opération le 20 mars 1901. Suites bénignes.

La malade se trouva très bien pendant deux mois environ. A partir de juin 1901, elle retomba malade avec inappétence absolue et succomba le 17 juillet, trois mois après son opération, sans qu'on ait eu des renseignements précis sur ces derniers accidents.

CONCLUSIONS

I. — La gastrosuccorrhée semble presque toujours liée, soit à une contracture du pylore, soit à un rétrécissement incomplet pylorique ou juxta-pylorique. Qu'il y ait ou non un certain degré de sténose réelle, l'élément spasmodique paraît jouer un rôle considérable.

Dans la plupart des cas, le malade est porteur d'un ulcère siégeant au voisinage du pylore ou de cicatrices d'ulcère.

II. — Si le traitement médical bien conduit n'a pas donné de résultats suffisants, il est indiqué d'intervenir chirurgicalement.

III. — La présence du syndrome pylorique a une valeur considérable. Il est indiqué d'intervenir quand on le constate; il est contre-indiqué d'opérer quand il fait défaut, même dans le cas d'hyperchlorhydrie.

IV. — La gastro-entérostomie est actuellement une opération d'une gravité très atténuée, si elle est exécutée par un chirurgien expérimenté.

V. — En nous basant sur les observations que nous connaissons, le reflux des liquides duodénaux dans l'estomac paraît sans gravité réelle quand l'opération est faite dans de bonnes conditions.

VI. — Le chimisme gastrique semble modifié d'une manière

variable et inconstante après la gastro-entérostomie. Il en est de même de la fonction motrice de l'estomac.

VII. — Mais le fait capital est la cessation des douleurs, l'amélioration rapide de l'état général, la récupération progressive du poids antérieur à la maladie.

INDEX BIBLIOGRAPHIQUE

BOURGET (de Lausanne). — Discussion *in* Congrès international de médecine (section de chirurgie), 1900.

BRUNNER. — Traitement chirurgical du spasme du pylore et de l'hyperchlorhydrie (*Beiträge z. klin. Chir.*, XXIX, 3. 1900, Page 520).

BUCCO. — Gastrosuccorrea ; stenosi pylorica con gastrectasia; gastro-digiunostomia (*Nuova Riv. Clin. terap.* Napoli, 1901, IV, 113).

CADE. — Modifications de la muqueuse gastrique au voisinage du nouveau pylore dans la gastro-entéro-anastomose expérimentale (*Comptes-rendus de la Soc. de Biol.* Paris, 1900, L II, 700-701).

CARLE et FANTINO. — Considérations sur 84 cas de chirurgie stomacale et sur l'emploi du bouton de Murphy (*Riforma med.*, 23, 24, 25 et 26 août 1897).

— Les sténoses pyloriques dans leurs rapports avec l'hyperchlorhydrie (*Sem. méd.*, 1897, p. 269).

— *Archiv für klin. Chir.* Berlin, 1898, t. LVI, 217.

CHLUMSKY. — Ueber die Gastro-enterostomie. Statistische und experimentelle Studien (*Beiträge z. klin. Chir.* Tübingen, 1898, pp. 231-275; pp. 487-545). — W. Erfahrungen über die Gastro-entérostomie (*Beiträge zur klin. Chirurgie*, mai et juin 1900).

DANGER. — Gastro-entérostomie et opérations complémentaires destinées à empêcher le reflux dans l'estomac (*Thèse de Paris*, 1893-94).

DEBOVE. — Discussion (*Bull. de l'Acad. de Méd.*, mai 1897).

DEBOVE et SOUPAULT. — Contribution à l'étude des fonctions de l'estomac étudiées chez un malade ayant subi la gastro-entérostomie pour cancer (*Bull. Acad. Médecine*, 1895).

DEFONTAINE. — De la gastro-entérostomie pour dyspepsies ou gastrites rebelles (*Arch. prov. de Chir.*, p. 113, mars 1897).

DOYEN. — Traitement chirurgical des affections non cancéreuses de l'estomac. — Communication à la Société Belge de chirurgie, Anvers, 13 mai 1894, *Flandre méd.* du 1er juin.

Doyen. — Traitement chirurgical des affections de l'estomac et du duodémem. — Paris, 1895.

— XXIVe Congrès allemand de chir., 1895, p. 57.

— Xe Congrès français de chirurgie, 1896, p. 423.

— Le spasme du pylore. Ses rapports avec l'hypersthénie gastrique (*Méd. mod.*, 29 mai 1897, p. 338).

Dunin. — Sur les résultats de la gastro-entérostomie dans les rétrécissements cicatriciels du pylore (*Gaz. lek.*, 15-16 janvier 1894. *Berlin. klin. Woch.*, 18 avril 1895; 2 mai, n° 18; 16 mai, n°20).

Fischer. — Observations on the gastric functions before and after gastroenterostomy (*Med. Rec. N. Y.*, 1900, LVIII, 366-372).

Gherardi. — Considerazioni cliniche sperimentali sulla patogenesi delle alterazioni gastriche consecutive alle stenosi benigne del piloro e studi resultati prossimi e remoti della gastro-enterostomia e piloroplastica. (*Clin. Chir.*, Milano, 1900, VIII, 409-421).

Grunzach et Mintz. — Rétrécissement cicatriciel du pylore (*Revue de méd.*, novembre 1893).

Guedj. — Résultats fonctionnels éloignés de la gastro-entérostomie dans les sténoses non cancéreuses du pylore (*Thèse de Paris*, 1898).

Hartmann. — Chirurgie gastro-intestinale. Paris, 1901.

— *Arch. gén. de Méd.*, Paris, 1900, III, 562-580.

Hartmann et Soupault. — Gastrosuccorrhée traitée par la gastro-entérostomie (*Presse médicale* 10 août 1898).

— Résultats éloignés de la gastro-entérostomie (*Revue de chirurgie*, 1899, I, pp. 137-169, pp. 330-364).

Hayem. — Que devient la digestion gastrique après la gastro-entérostomie (*Bulletin Soc. méd. des hôp.*, 8 nov. 1895, p. 703).

— Des sténoses incomplètes pyloriques et sous-pyloriques (*Bull. de l'Académie de Médecine*, 1er mai 1897, p. 601, 25 mai 1897, p. 656. — *Gaz. des hôp.*, 20 mai 1897, p. 582.

— Rapport sur un travail de M. Tuffier, intitulé : *De la gastro-entérostomie dans les rétrécissements non cancéreux du pylore.* (*Bull. Acad. médecine*, Paris 1898, p. 401.)

Heinsheimer. — Hoffwechseluntersuchungen bei zwei fallen von Gastro-enterostomie (*Mittheil. aus den Grenzgeb. der Med. und Chir.*, juin 1896, t. 1, p. 348.)

Jordan. — Discussion du 27e congrès de la Société allemande de chirurgie (*Berlin. klin. Woch.*, n° 17, p. 384, 25 avril 1898).

KADER. — Ueber die in der Mikulicz'shen klinik ausgefuhrten Magenoperationen (*Berlin. klin. Woch.*, p. 921, 18 oct. 1897).

KELLING. — Zur chirurgie der chronischen nicht malignen Magenleiden (*Arch. f. Verdauungskr.*, Berl., 1900, VI, 438-470).

KÖVESI. — Einfluss der Gastro-enterostomie aus die Secretions-vorgange der Magens (*Münchener med. Woch.*, 23 août 1898, p. 1081).

LINOSSIER. — Maladie de Reichmann et sténose pylorique (*Sem. méd.*, 6 février 1898).

MAHAUT. — De l'état des fonctions gastriques après la gastro entérostomie pour sténose du pyloro (*Thèse de Lyon*, 1895-1896).

MARION. — De l'intervention chirurgicale dans le cours et les suites de l'ulcère simple de l'estomac (*Thèse de Paris*, 1897).

MATHIEU. — La digestion stomacale après la gastro-entérostomie (*Bull. Soc. méd. des hôp.*, 15 nov. 1895).

MAYO. — The surgical treatment of diseases of the stomach (*Phila. M. J.*, 1900, V, 299-303).

MERKENS. — Endresultate der Gastro-enterostomien (*Deutsche med. Wochenschr.* Berl. u. Leipz., 1900, XXVI, Ver. — Beil., 145).

MINTZ. — *Zeitschr. f. klin. Med.*, t. XXV, p. 123; *Przeglad Chirurgieny*, Varsovie, 1895, t. II, p. 353; et *Wiener klin. Woch.*, 1895, n°s 16 à 20.

MONPROFIT. — Chirurgie de l'estomac (*Anjou méd.*, Angers, 1900, VII, 267-273).

— *Anjou méd.*, Angers, 1901, VIII, 12-13.

NACHARONE. — Crisi gastralgiche per ulcera peripilorica. Stenosi spastica del piloro. Gastro-enterostomia posteriore (*Arte med.*, Napoli, 1900, II, 236-237).

NEUMANN. — Zur chirurgischen Behandlung der Magendilatation bei Pylorospasmus und bei Hyperaciditat (*Deutsche Zeitschr. f. Chir.* Leipz., 1901, LVIII, 270-276).

PANTALONI. — Quinze cas de gastro-entérostomie en Y et deux cas de pylorectomie et de gastrectomie (*Arch. provinc. de Chir.*, oct. 1899) — 25 cas de gastro-entérostomie en Y pour affections non cancéreuses de l'estomac susceptibles de guérir par l'opération (*Arch. provinc. de Chir.*, nov. 1901).

ROBIN. — Discussion in *Bull. de l'Acad. de Médecine*, mai 1897.

Robson. — The surgical treatment of chronic ulcer of the stomach (*Lancet*, 25 mai 1901).

Rosenheim. — Ueber der Verhalten der Magenfunction nach Ausführung der Gastro-enterostomie (*Berlin. klin. Woch.* 1894, p. 1131, et *Deutsche med. Woch.* 1895, n°s 2 et 3).

Roux (Jean Ch.). — Le syndrome de Reichmann (*Gaz. des hôp.*, 27 et 29 mai 1897, n° 61).

Rydygier. — Opérations pratiquées sur l'estomac depuis l'année 1880 (*Deutsche Zeitsch. f. chir.*, LVIII, 3-4).

Siegel. — Ueber die fonctionellen Erfolge nach operationen am Magen. (*Mittheil. aus den Grenzgeb. der Med. und chir*, juin 1896, t. I, P. 318).

Soupault. — Sur quelques observations de rétrécissement du pylore sans rétention alimentaire (*Bull. de la Soc. méd. des hôpitaux de Paris*, séance du 12 juillet 1901). — Pathogénie et traitement de la gastrosuccorrhée (*Bull. gén. de thérapeutique*, 23 nov. 1901).

Tavel. — Le reflux dans la gastro-entérostomie (*Revue de chirurgie*, 10 décembre 1901).

Terrier. — De la gastro-entérostomie postérieure (*Revue de chirurgie*, 10 octobre 1901).

Terrier et Hartmann. — Chirurgie de l'estomac. Steinheil, 1890.

Talcott. — Contributo clinico alla gastro-enterostomia. (*Policlin. Roma*, 1900, VII, 403-430).

— Le rôle de la sonde stomacale et les indications de la gastro-entérostomie (*Méd. mod.* Paris, 1900, XI, 315-316).

Trognon. — La gastro-entérostomie en France (*Thèse de Paris*, 1892-93).

Tuffier. — *Académie de méd.*, mars 1893; *Société de chir.*, 10 février 1897; *Presse méd.*, 9 février 1898.

Turlais. — Traitement chirurgical de l'ulcère simple de l'estomac (*Thèse de Paris*, 1900).

Weir. — On the newer applications of gastro-enterostomy in the treatment of Diseases of the stomach (*Phila. M. J.* 1900, V. 288-291).

TABLE DES MATIÈRES

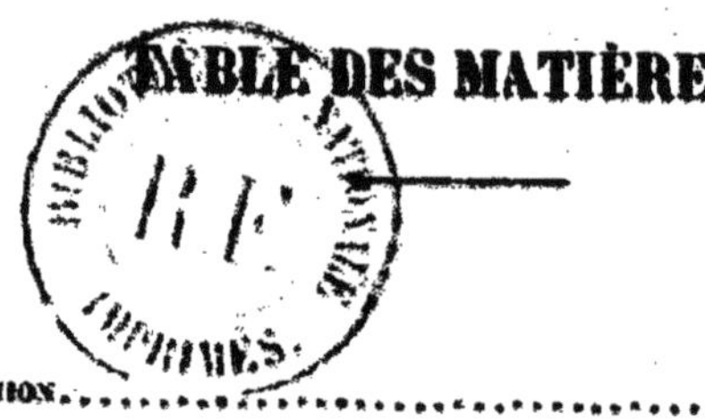

Poitiers. — Imprimerie Blais et Roy, 7, rue Victor-Hugo.

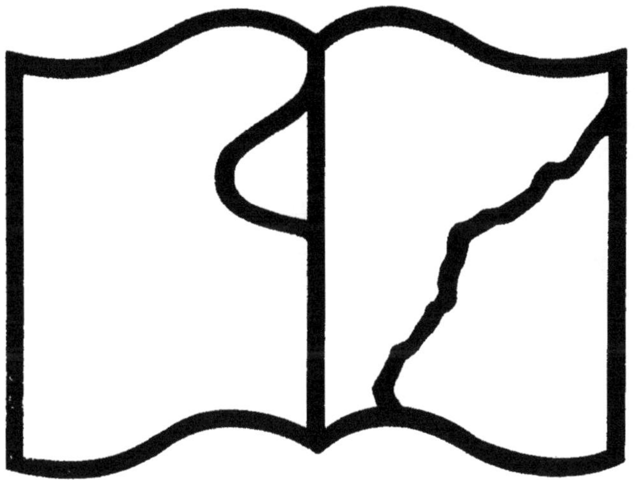

Texte détérioré — reliure défectueuse

NF Z 43-120-11

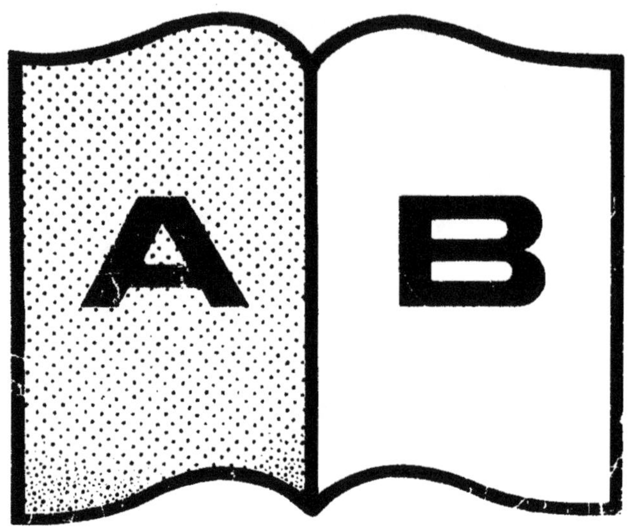

Contraste insuffisant

NF Z 43-120-14

www.ingramcontent.com/pod-product-compliance
Ingram Content Group UK Ltd.
Pitfield, Milton Keynes, MK11 3LW, UK
UKHW021501090726
13657UKWH00003B/1454